BEI GRIN MACHT SICH IHR WISSEN BEZAHLT

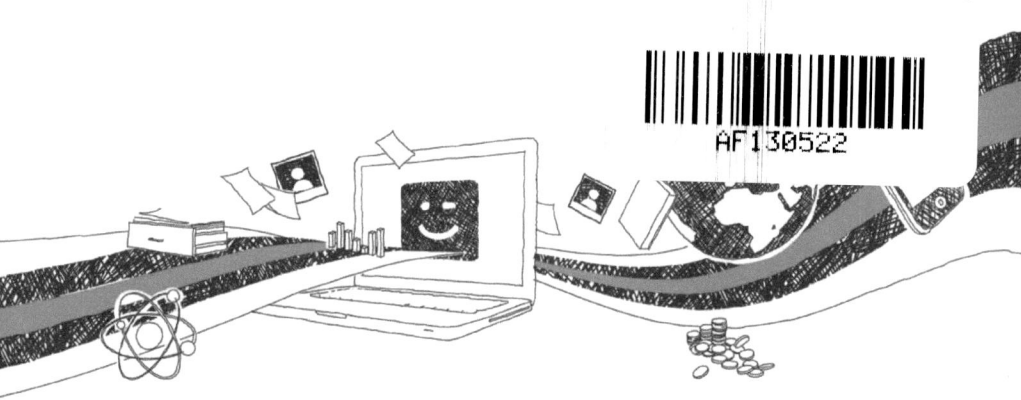

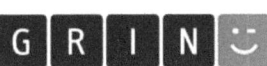

Gesundheitsförderung mit Listenhunden und Bulldoggen in Tiergestützten Interventionen

Status quo der aktuellen Therapiebegleithundeteams mit Listenhunden

Susanne Steinhauser

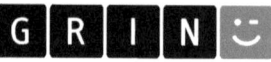

Bibliografische Information der Deutschen Nationalbibliothek:

Die Deutsche Nationalbibliothek verzeichnet diese Publikation in der Deutschen Nationalbibliografie; detaillierte bibliografische Daten sind im Internet über http://dnb.d-nb.de abrufbar.

ISBN: 9783346573797
Dieses Buch ist auch als E-Book erhältlich.

© GRIN Publishing GmbH
Nymphenburger Straße 86
80636 München

Druck und Bindung: Books on Demand GmbH, Norderstedt Germany
Gedruckt auf säurefreiem Papier aus verantwortungsvollen Quellen

Das vorliegende Werk wurde sorgfältig erarbeitet. Dennoch übernehmen Autoren und Verlag für die Richtigkeit von Angaben, Hinweisen, Links und Ratschlägen sowie eventuelle Druckfehler keine Haftung.

Das Buch bei GRIN: https://www.grin.com/document/1145373

Academic Plus – Aktuell, relevant, hochwertig

Mit Academic Plus bietet GRIN ein eigenes Imprint für herausragende Abschlussarbeiten aus verschiedenen Fachbereichen. Alle Titel werden von der GRIN-Redaktion geprüft und ausgewählt.

Unsere Autor:innen greifen in ihren Publikationen aktuelle Themen und Fragestellungen auf, die im Mittelpunkt gesellschaftlicher Diskussionen stehen. Sie liefern fundierte Informationen, präzise Analysen und konkrete Lösungsvorschläge für Wissenschaft und Forschung.

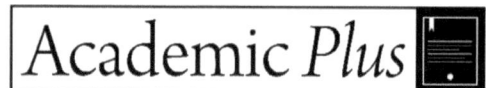

Gesundheitsförderung mit Listenhunden und Bulldoggen in Tiergestützten Interventionen

Status quo der aktuellen Therapiebegleithundeteams mit Listenhunden

Eine qualitative Studie mit Aufklärungstendenzen

Diplomarbeit

zur Erlangung des Diploms zur Fach-
kraft für Tiergestützte Arbeit und Thera-
piebegleitung

vorgelegt von
Susanne Steinhauser, BA

Leoben, August 2021

Abstract

Die vorliegende Diplomarbeit hat zum Ziel, die Listenhundethematik und das aktuell populäre Handlungsfeld der Tiergestützten Intervention zu verknüpfen. Im Zuge dessen werden Studien, sowie Theorien vorgestellt, die den Standpunkt des tiergestützten Bereiches untermauern. Mit Hilfe einer durchgeführten Studie wird dargelegt, inwieweit Listenhunde und Bulldoggen im Sozialbereich eingesetzt werden können und inwieweit jene Hunderassen zum Wohlbefinden von Personen beitragen können. Zur Klärung von aufgeworfenen Fragen, wurde ein Forschungsdesign gewählt, welches aus mehreren Erhebungsmethoden besteht. Zum einen wurden Leitfadeninterviews durchgeführt und zum anderen wurde die aktuelle Stimmung der Proband:innen mittels Fragebogen abgefragt. Nach Ausfüllen des Fragebogens wurde eine 10-minütige Tiergestützte Intervention mit einer Bulldogge durchgeführt. Nach jener Vorgehensweise wurden die Proband:innen gebeten, den Fragebogen erneut auszufüllen. Die Ergebnisse zeigen, dass sich die Stimmung der Proband:innen bereits nach 10-minütiger Interaktion mit der Bulldogge verbesserte. Weitere detailliertere Ergebnisse wurden mithilfe der Interviews und der darauffolgenden qualitativen Inhaltsanalyse nach Mayring (2015) erkenntlich gemacht.

„Also ich glaube, dass die meisten Menschen davor Angst haben. Gehen würde es bestimmt, aber es ist ein gewisser Mehraufwand, man muss eben erst die Menschen davon überzeugen, dass das ein netter ungefährlicher Hund ist. Weil in vielen Menschen hat sich das so eingeprägt, dass es ein gefährlicher Hund ist. (…) und da muss man sie erst vom Gegenteil überzeugen, das man vor dem Hund keine Angst haben muss" (IP1, Abs. 22).

Inhaltsverzeichnis

I. Einleitung

Wir schreiben das Jahr 2021. Gesundheitsfördernde Maßnahmen gelten als wichtiger Bestandteil diverser Lebensbereiche. Die enorme Vielfalt an Möglichkeiten gesundheitsfördernder Maßnahmen lässt kaum einen Gesamtüberblick zu. Um nur einige Beispiele zu nennen, ließe sich hierbei die betriebliche Gesundheitsförderung nennen, welche speziell in heutigen Zeiten in großem Stil praktiziert wird. Eine weitere Maßnahme jenes Bereiches wäre die Gesundheitsfördernde Schule (vgl. BMBWF o.J., o.S.). Darunter wird ein Konzept basierend auf Vorgaben der WHO verstanden, welches die Gesundheitsförderung direkt in den Schulalltag inkludiert. Noch lange Zeit davor setzte die WHO einen bedeutsamen Meilenstein in der Gesundheitsförderung des 20. Jahrhunderts mit der internationalen Konferenz zur Gesundheitsförderung in Jakarta. Darauf aufbauend entstanden Konzepte, wie die Gesundheitsfördernde Schule (vgl. BMBWF 2018, S. 3ff.). Mit der Ottawa-Charta im Jahr 1986 sollte ein neues Zeitalter der Gesundheitsförderung beginnen. Die WHO präsentierte im Zuge jener internationalen Konferenz Richtlinien und Voraussetzungen für die Gesundheit der gesamten Bevölkerung. Dabei wurde insbesondere an Staaten und Regierungen appelliert, die gesundheitsfördernden Maßnahmen und Leitideen einzuhalten oder umzusetzen. Um das Ziel der allgemeinen Gesundheitsförderung zu erreichen, wurden den Staaten, je nach Entwicklungsstand, diverse Strategien vorgegeben (vgl. WHO 1986, S. 1ff.).

Wie bereits erwähnt, entwickelten Staaten, Unternehmen und Organisationen speziell nach der Ottawa-Charter Mittel, um die Gesundheit der Gesellschaft oder Mitarbeiter:innen zu fördern. Eine Möglichkeit der betrieblichen Gesundheitsförderung, welche aktuell an Beliebtheit gewinnt, ist der Bürohund. So gibt es in Deutschland sogar einen Bundesverband für Bürohunde. Im Zuge jener Initiative werden jährliche, internationale Bürohundetage veranstaltet, welche sich an großer Beliebtheit erfreuen. Der Bundesverband gibt an, dass Hunde das Wohlbefinden der Mitarbeiter:innen verbessern können und stressreduzieren wirken. Auch wären Hunde am Arbeitsplatz wichtig für das Personalmanagement und die Rekrutierung neuer Mitarbeiter:innen (vgl. Bundesverband Bürohund e.V. 2020, S. 1ff.). Einige Unternehmen, wie beispielsweise Amazon Seattle und Jimdo äußern sogar ausdrücklich, dass Hunde am Arbeitsplatz erwünscht sind und rufen dazu auf die Vierbeiner zum Arbeitsplatz mitzubringen (vgl. Bundesverband Bürohund e.V. o.J., o.S.)

Tiergestützte Interventionen mit Hund

Der Einsatz von Tieren zur Erhöhung des Wohlbefindens erweist sich jedoch nicht nur in der betrieblichen Gesundheitsförderung als wertvolles Instrument. Insbesondere im Gesundheits- und Sozialbereich gilt der tierische Einsatz als ein wichtig gewordener Baustein des Systems. Jener tierische Einsatz wird unter dem Oberbegriff *Tiergestützte Interventionen* zusammengefasst. Tiergestützte Interventionen als Gesamtheit bilden den Ausgangspunkt für unterschiedliche Formen und Richtungen des tiergestützten Einsatzes. Herauskristallisiert hat sich, dass es weit mehr als nur eine Möglichkeit und Vorgehensweise bei Tiergestützten Interventionen gibt.

Um eine genau Definition vom tiergestützten Angebot geben zu können, wird die Oberkategorie *Tiergestützte Interventionen* in vier Unterkategorien eingeteilt. Neben der Tiergestützten Therapie, ein Begriff, welcher wohl den meisten Anklang findet, existieren noch Tiergestützte Aktivitäten, Tiergestützte Pädagogik und Tiergestützte Fördermaßnahmen, wobei Letztere oftmals gleichgesetzt behandelt werden (vgl. Vernoiij / Schneider 2018, S. 29ff.). Die mit den Begrifflichkeiten verbundenen Schwierigkeiten werden in einem nachfolgenden Kapitel genauer erläutert. Des Weiteren erfolgen auch detaillierte Begriffserklärungen, um einen vollständigen Überblick in die folgende Studie zu erlangen.

Unter allen Tierarten, die in Tiergestützten Interventionen eingesetzt werden, ist der Hund die beliebteste. Laut einer Studie der Stiftung „Bündnis Mensch und Tier" wird der Hund fast doppelt so oft eingesetzt als Pferde (vgl. Germann-Tillmann / Merklin / Stamm Näf 2019, S. 220). Bekanntlich existiert eine Vielfalt an Hunderassen. Laut FCI, internationaler Dachverband zur Bestimmung von Rassestandards, werden aktuell 354 Hunderassen anerkannt (vgl. FCI 2021, o.S.). Anzumerken sei hierbei jedoch die Diversität an Hunderassen, die aus Kreuzungen verschiedenster anerkannter Hunderassen entstehen und bislang noch nicht offiziell anerkannt sind, wie beispielsweise der Olde English Bulldog oder der American Bully, welcher bislang ausschließlich vom UKC, einer ähnlichen Organisation, als eigenständige Rasse angeführt wird (vgl. UKC 2013, o.S.).

Problemaufriss und Fragestellungen

Um nun in den Kern der vorliegenden Diplomarbeit einzutauchen, wird letzteres Thema mit Tiergestützten Interventionen in Verbindung gebracht. Besonders durch die Medien wurden gewisse Hunderassen ins Lampenlicht, wenn nicht konkreter ausgedrückt, ins Schlechte gerückt. Die Haltung sogenannter Listenhunde, welche im alltagssprachlichen Gebrauch und überdies auch von der offiziellen Seite der Österreich gv. Redaktion als Kampfhunde bezeichnet werden, verlangt in Teilen Österreichs und Deutschland bestimmte Haltungsauflagen (vgl.

Österreich gv. 2021, o.S.).

„Die Haltung von sogenannten ‚Listenhunden' [auch ‚Kampfhunde' oder ‚Anlagehunde' genannt] bzw. ‚Hunden mit erhöhtem Gefährdungspotential' ist in Österreich von Bundesland zu Bundesland unterschiedlich geregelt" (Österreich gv. 2021, o.S.). Inwieweit eine Sinnhaftigkeit hinter Rassenlisten steht, wird regelmäßig diskutiert und kritisiert. Jenem Thema wird in folgender Arbeit ein Kapitel gewidmet, wobei die vorliegende Arbeit nicht auf einen Lösungsvorschlag jener Thematik abzielt. Laut dem Werk „Tiergestützte Interventionen" (2019) wären bestimmte Hunderassen, wie Labradoodle, Labradore, Pudel und Flat Golden Retriever besonders für Tiergestützte Interventionen und für die Ausbildung zum Therapiebegleithund geeignet. Jedoch wird auch betont, dass grundsätzlich jeder Hund unabhängig der Rassen, bei der Aufzeigung geeigneter Wesensmerkmale als Therapiebegleithund ausgebildet werden könnte (vgl. Germann-Tillmann / Merklin / Stamm Näf 2019, S. 228f.).

Der Frage, der nun in der vorliegenden Arbeit nachgegangen wird, ergibt sich aus der Ausgangslage, dass theoretisch jede Hunderasse mit den passenden Charakterzügen zum Einsatz für Tiergestützte Interventionen geeignet wäre und der Tatsache, dass Rassenlisten existieren, die die Haltung diverser, als gefährlich stigmatisierter Hunderassen erschwert. Ob nun jene stigmatisierten Hunderassen neben Labrador und Pudel in das Muster Tiergestützter Interventionen passen, soll im Folgenden nachgegangen werden.

Aus der genannten Problemstellung ergeben sich nun folgende Fragen:

<u>Forschungsfrage</u>

Inwieweit können Listenhunde und Bulldoggen zum Wohlbefinden von Personen zwischen 24 und 57 Jahren im Zuge von Tiergestützten Interventionen beitragen und inwieweit wirken jene Hunderassen auf Personen?

Weitere Fragen, die im Zuge der Forschung behandelt werden:
- Wie viel Zeit wird benötigt, um eine Erhöhung des Wohlbefindens im Tiergestützten Setting festmachen zu können?
- Status Quo der aktuellen Anzahl von Therapiebegleithundeteams mit Listenhunden und Bulldoggen

II. Theoretischer Teil

Der theoretische Part der vorliegenden Diplomarbeit wird die verschiedenen Formen der Tiergestützten Intervention genauer beleuchten und detailliert beschreiben. Den vier unterschiedlichen Formen wird jeweils ein kompaktes Kapitel gewidmet. Des Weiteren wird eine genaue Betrachtung der aktuellen wissenschaftlichen Erkenntnisse jenes Bereiches erfolgen. Dies dient zum einen der Vollständigkeitshalber und zum anderen der nachfolgenden Forschung. Um die erhobenen Ergebnisse interpretieren zu können, wird daher ein besonderes Augenmerk auf das Hormon Oxytocin gelegt. Als einführende Thematik wird die Historie der Tiergestützten Interventionen erläutert.

Tiergestützte Interventionen

„Die Geschichte der Menschheit ist ohne Tiere kaum vorstellbar. Angefangen von der Bibel, wo die Schlage Eva verführte und so für den Rausschmiss aus dem Paradies sorgte, über den Einsatz von Tieren als Quelle der Nahrung und des Schutzes sowie als Fortbewegungsmittel bis hin zur heutigen Haustierindustrie spielen Tiere im Leben fast jedes Menschen eine Rolle" (Germann-Tillmann / Merklin / Stamm Näf 2019, S. 21). Der Ursprung der Mensch-Tier-Beziehung geht, wie das angeführte Zitat bereits mehr als präzise beschreibt, weit bis in die Zeit vor Christi Geburt zurück. Wird ein Blick auf die Höhlenmalereien oder auf die Pharaonen, welche sich mit ihren Hunden bestatten ließen, geworfen, so wird deutlich, wie tief verwurzelt der Mensch mit der Tierwelt ist (vgl. Vernoiij / Schneider 2018, S. 2).

Tiergestützte Interventionen im therapeutischen oder pädagogischen Setting haben ihren Ursprung jedoch erst Mitte des 20. Jahrhunderts. Als Urvater der Tiergestützten Therapie wird oftmals Boris Levinson bezeichnet (vgl. Germann-Tillmann / Merklin / Stamm Näf 2019, S. 25). Durch Zufall erkannte er die positive Wirkung seines Hundes auf seinen Klienten. Erst durch die Anwesenheit des Hundes Jingles begann sein Klient, ein kleiner Junge, zu kommunizieren. Nach Entdeckung jenes Phänomens war Jingles fester Bestandteil von Levinsons Therapieeinheiten. Obwohl bereits einiger Zeit zuvor die positive Wirkung von Tieren auf Menschen erkannt wurde, gilt Boris Levinson als die erste Person in der Geschichte der Tiergestützten Interventionen, die das Tier gezielt in der Arbeit mit den Klient:innen einsetzte. So wurden bereits Ende des 18. Jahrhunderts Kleintiere zur Erhöhung des Wohlbefindens von Patient:innen in einer Anstalt für psychisch beeinträchtige Menschen eingesetzt. Im deutschsprachigen Raum gilt die Anstalt Bethel als eine der ersten Einrichtungen, die zielgerichtet einsetzte (vgl. Vernoiij / Schneider 2018, S. 26f.).

Ab den 70-ern des 20. Jahrhunderts begann die Gründung einiger Organisationen und Verbände, die auch heute noch von großer Bedeutung für das Feld der Tiergestützten Interventionen sind. Angefangen mit der Delta Society, welche speziell die Erforschung jenes Bereiches vorantreibt, gefolgt von der IAHAIO, einer internationalen Organisation und schließlich auch der europäische Dachverband ESAAT, welcher allgemeinen Richtlinien vorzugeben versucht und des Weiteren auch Forschung betreibt. Ein Jahr nach Gründung der ESAAT im Jahr 2005 wurde die ISAAT gegründet. Noch erwähnenswert sei hierbei, dass weitere Verbände und Organisationen existieren, die sich im Laufe der Zeit gegründet haben (vgl. Germann-Tillmann / Merklin / Stamm Näf 2019, S. 25f.). Für die folgende Arbeit wird im Speziellen die ESAAT bedeutsam sein. Bei den folgenden Begriffserklärungen wird die Rolle der ESAAT genauer erläutert. Um nun eine genauere Beschreibung, von dem zu geben, was Tiergestützte Intervention überhaupt sind, erfolgen in den nächsten Kapiteln Einführungen in die verschiedenen Formen der TgI.

Begrifflichkeiten

Wie bereits in den einleitenden Worten erwähnt, bildet die Tiergestützte Intervention den Oberbegriff für vier verschiedene Subkategorien jenes Arbeitsbereiches. Um eine genaue Definition des tiergestützten Angebotes geben zu können, wird zwischen Tiergestützter Therapie, Tiergestützter Pädagogik, Tiergestützter Förderung und Tiergestützten Aktivitäten unterschieden. Die Ausbildung der Person, welche die tiergestützte Einheit durchführt, ist unter anderem auch ausschlaggebend für die Bezeichnung der jeweilen Form (vgl. Germann-Tillmann / Merklin / Stamm Näf 2019, S. 49). Da jene vier Begrifflichkeiten oftmals nicht klar voneinander zu trennen sind oder zumindest zu Verständigungsproblemen und zur Verkomplizierung einer einheitlichen Profession führen, verkündete die ESAAT 2012 den Vorschlag, alle Formen Tiergestützter Interventionen als Tiergestützte Therapie anzuführen. Diese Empfehlung wurde folgendermaßen begründet: „Der Begriff ‚tiergestützte Therapie' wird seit vielen Jahren für den therapeutischen und pädagogischen Einsatz von Tieren verwendet. Daher erscheint es sinnvoll diesen als Überbegriff umfassend für alle tiergestützten Maßnahmen [wie z.B. tiergestützte Interaktion, tiergestützte Pädagogik, tiergestützte Förderung, tiergestützte Interventionen] zu benützen. Therapie wird hier umfassend im Sinne einer professionellen Helferbeziehung mit Einflussnahme auf den Menschen verstanden. Damit umfasst der Begriff auch präventive und fördernde Maßnahmen" (ESAAT 2012, S. 1). Des Weiteren wird von der ESAAT angeführt, dass genau jenes Begriffschaos dazu führe, dass das Feld der Tiergestützten Intervention noch kein einheitliches Berufsbild aufweisen könne. Um zukünftig ein besseres Verständnis jenes

Bereiches zu erlangen, solle daher nur noch der Begriff Tiergestützte Therapie in Kombination mit dem jeweiligen Anwendungsbereich Verwendung finden. Beispielsweise: Tiergestützte Therapie in der Sozialpädagogik. Des Weiteren dürften laut dem Dachverband nur Fachkräfte für Tiergestützte Therapie das besagte Angebot durchführen (vgl. ESAAT 2012. S. 1ff.).

Bevor nun die Beschreibung der unterschiedlichen Formen erfolgt, gilt zu erwähnen, dass sich der Vorschlag der ESAAT nicht durchgesetzt hat. In den literarischen Werken der letzten Jahre bis heute werden immer noch die unterschiedlichen Formen genannt. Auch dient die Unterscheidung zur detaillierten Beschreibung des tiergestützten Angebotes.

Tiergestützte Therapie (TGT)

Angebote der Tiergestützten Therapie sollten laut Otterstedt (2017) nur ausgebildete Therapeut:innen anbieten, welche Zusatzqualifikationen im Tiergestützten Bereich aufweisen können. Dazu zählen beispielsweise Ergotherapeut:innen, Logopäd:innen oder auch Physiotherapeut:innen (vgl. Otterstedt 2017, S. 4f.). Die Tiergestützte Therapie verfolgt immer ein therapeutisches Ziel, dessen Prozess dokumentiert wird. Sie soll auf der Basis von therapeutischen Grundkenntnissen der Verbesserung und Förderung sozialer, motorischer und sprachlicher Kompetenzen dienen (vgl. Vernoiij / Schneider 2018, S. 33).

Tiergestützte Pädagogik (TGP)

Angebote der Tiergestützten Pädagogik werden laut Otterstedt (2017) nur von ausgebildeten Pädagog:innen durchgeführt. Auch hier gilt, dass die Pädagogin/der Pädagoge eine Ausbildung im Bereich der Tiergestützten Intervention absolviert haben sollte. Auf der Basis pädagogischer Methoden wird ein pädagogisches Ziel verfolgt. Durchführende Personen können beispielsweise sein: Sozialpädagog:innen, Erlebnispädagog:innen oder auch Pädagog:innen von Regelschulen (vgl. Otterstedt 2017, 9ff.).

Tiergestützte Förderung (TGF)

Im Gegensatz zur Tiergestützten Therapie und Tiergestützten Pädagogik, können die Tiergestützte Förderung Personen durchführen, die keine spezifische Ausbildung im pädagogischen oder therapeutischen Bereich aufweisen. Die Tiergestützte Förderung beinhaltet alle tiergestützten Angebote, die einem Förderziel, wie beispielsweise der Förderung von kommunikativen Kompetenzen dienen. So ist es laut Otterstedt auch möglich, dass Landwirt:innen oder Biolog:innen mit Zusatzausbildung im Tiergestützten Bereich eine jene Art der Tiergestützten Intervention anbieten können. Tiergestützte Förderung beinhaltet zumeist auch einen

Förderplan, der nach den individuellen Bedürfnissen der Klientin/des Klienten zusammenge-
stallt wurde (vgl. Otterstedt 2017, S. 11f.).

Tiergestützte Aktivitäten (TGA)

Eine Form der Tiergestützten Arbeit, die grundsätzlich keine pädagogische oder therapeutische
Ausbildung voraussetzt, bildet der Bereich der Tiergestützten Aktivitäten. Laut Otterstedt sollte
die Person, die eine jene Form anbietet, eine Ausbildung im Bereich der Tiergestützten Interventionen haben (vgl. Otterstedt 2017, S. 12). In Handbuch der Tiergestützten Intervention
(2018) wird lediglich vermerkt, dass die Person mehr oder weniger ausgebildet sein sollte (vgl.
Vernoiij / Schneider 2018, S. 34). Eine genaue Definition ist somit für die folgende Arbeit
nicht auszumachen. Das Beisein eines Tieres und die Erhöhung des Wohlbefindens bilden den
Kern der Tiergestützten Aktivitäten (vgl. Otterstedt 2017, S. 12).

Mensch-Tier-Beziehung

Mittlerweile existiert eine Vielzahl an Studien und Forschungen, die die Mensch-Tier-Beziehung und so auch Tiergestützte Interventionen beleuchten. Um einen Überblick über Studien,
welche die Gütekriterien quantitativer Forschung erfüllen, zu erhalten, wird nun auf „Bindung
zu Tieren. Psychologische und neurobiologische Grundlagen tiergestützter Interventionen"
(2014) Bezug genommen.

Gesundheitseffekte & Studien

Dass Tiere eine positive Wirkung auf Menschen haben können, ist aus heutiger Sicht unum-
stritten. Bereits in den 80er Jahren wurden die ersten Studien zu jener Thematik angestellt.
Nicht jede Studie kann aus der Sicher der Autor:innen als zur Gänze anerkannt werden, da nicht
jeder positive Effekt direkt auf den tierischen Einfluss zurückzuführen ist. So wurden beispielsweise wichtige Nebenfaktoren und Variablen nicht in den Forschungsprozess miteinbezogen.
Aus diesem Grund führten Nimer und Lundahl (2007) eine Metaanalyse durch, die 49 Studien
beinhaltete. Aufgrund der Vielzahl an erhobenen Daten kamen sie zum Beschluss, dass Menschen von der Anwesenheit von Tieren profitieren würden. Unabhängig des Alters oder Beein-
trächtigung der Personen würden Tiere einen positiven Effekt auf jene haben.

Eine weitere Studie, die sich im Speziellen mit der Gesundheit von Hunde- und Katzen-
besitzer:innen beschäftigte, brachte zum Vorschein, dass jene Haustierbesitzer:innen weniger
oft einen Arzt/eine Ärztin aufsuchten, als Personen ohne Haustier. Des Weiteren würden laut

jener Studie von Headey (1999) Personen mit Haustier weniger an Schlafstörungen leiden, als Personen ohne Haustier. Weitere Studien zur Gesundheitsthematik bestätigen den positiven Effekt von Tieren auf Menschen. So erkannten Friedmann und Thomas (1998), dass Herzinfarktpatient:innen mit Hund eine höhere Überlebenschance hatten als Herzinfarktpatient:innen ohne Hund. Jene Ergebnisse könnten auf den Körperkontakt oder die körperliche Bewegung, die die Haltung eines Hundes mit sich bringt, zurückzuführen sein (vgl. Julius et al. 2014, S. 62ff.).

Um nun einige der vielen positiven Effekte von Tieren auf Menschen aufzuzählen, erfolgt nun eine Auflistung von der Wirkweise von Tieren.

Positive Wirkweise von Tieren

– Erhöhung des Wohlbefindens

– Stressreduzierend und entspannend

– Stärken Selbstwertgefühl und Selbstbewusstsein

– Fördern unser Verantwortungsbewusstsein (Fütterung, Pflege, Aufmerksamkeit)

– Stärken das Immunsystem

– Wirken blutdrucksenkend und normalisieren die Herzfrequenz

Im Speziellen wird auf das Verantwortungsgefühl hingewiesen, welches die Haltung eines Tieres oder der Kontakt mit einem Tier mit sich bringt. Beeinträchtigte oder ältere Personen erhalten durch das Tier eine neue Aufgabe, die die geistigen und körperlichen Fähigkeiten fördert und mit Verantwortung einhergeht. Auch in „Tiergestützte Interventionen. Praxisbuch zur Förderung von Interaktionen zwischen Mensch und Tier" (2019) wird die Studie von Headey angeführt (vgl. Germann-Tillmann / Merklin / Stamm Näf 2019, S. 62f.). „In einer groß angelegten Studie mit mehr als 10 000 Personen, repräsentativ für Deutschland, fanden Headey und Grabka [2004], dass Tierbesitzer seltener zum Arzt gehen und weniger Krankheitskosten verursachen" (Germann-Tillmann / Merklin / Stamm Näf 2019, S. 62f.). Headey und Grabka (2004) weisen darauf hin, dass es meist erst nach mehreren Jahren der Tierhaltung zur Verbesserung des gesundheitlichen Zustandes der Besitzer:innen kommt. Dieses Phänomen könnte auf das gestärkte Immunsystem, welches auch von Germann-Tillmann et. al. (2019) beschrieben wird, zurückzuführen sein (vgl. Headey / Grabka 2004, S. 12).

Trotz der oftmals positiven Forschungsergebnisse, existieren auch zahlreiche Studien, die zu keinen signifikanten Ergebnissen kommen und keinen positiven Effekt von Tieren auf Menschen nachweisen können. Um hierbei zumindest eine dieser Studien zu nennen, sei die Studie von David et al. (2009) genannt. Im Zuge dieser Studie sollte erhoben werden, inwieweit die Lebensqualität während einer zehnwöchigen Tiergestützten Intervention mit Pferd erhöht oder eben nicht erhöht wird. Wie bereits erwähnt, konnten keine signifikanten Ergebnisse erhoben werden (vgl. Julius et al. 2014, S. 64).

Theorien

Wie der Artikel „Tiere als Hilfe bei Therapie: Nachfrage wird immer größer" im Standard verrät, werden Tiergestützte Interventionen mit Jahr zu Jahr populärer und gefragter. Die Tiere können dabei in verschiedenen Situationen eingesetzt werden und können somit allerlei Einsatzgebiete abdecken (vgl. Bayer 2015, o.S.). Hinter der Entwicklung jenes Handlungsfeldes, stehen mehrere theoretische Gebilde, die die Wirksamkeit belegen sollen. Um einen kurzen Einblick in die verschiedenen theoretischen Ansätze geben zu können, werden diese nun im Folgenden kompakt zusammengefasst.

– Konzept der Biophilie

– DU-Evidenz

– Ableitung aus der Bindungstheorie

– Spiegelneuronen (vgl. Schuhmayer 2013, S. 24).

Biophiliemodell

Edward Wilson beschreibt in seiner Hypothese im Jahr 1984, dass Menschen von sich aus die Nähe zum Belebten und zur Natur suchen. Mensch und Tier sind von Beginn an auf unterschiedlichste Weise verbunden. Tiere dienten und dienen den Menschen als Nahrungsquelle, als Schutz oder auch einfach als Gefährten. Speziell in der aktuellen Zeit der Digitalisierung wären die Menschen laut den Autorinnen zu Tieren hingezogen (vgl. Vernoiij / Schneider 2018, S. 4f.). Auch während der aktuellen COVID-19 Pandemie stieg die Anzahl der Haustiere laut mehreren Artikeln enorm an. Wird ein Blick darauf geworfen, dass viele Arbeitnehmer:innen in dieser Zeit im Homeoffice waren und meist mehr als sonst mit digitalen Medien und Technologien zutun hatten, stellt sich die Frage, inwieweit ein Zusammenhang bestehen könnte (vgl. Fietz 2020, o.S.). Zudem kann festgehalten werden, dass das Haustierregistriersystem *Tasso* einen deutlichen Anstieg an Registrierungen zu verzeichnen hatte. Während im Juni 2019 noch 31400 Hunde in Deutschland registriert wurden, waren es im Juni 2020 bereits 39000 Hunde (vgl. Statista 2020, o.S.).

DU-Evidenz

„Mit DU-Evidenz bezeichnet man die Tatsache, dass zwischen Menschen und höheren Tieren Beziehungen möglich sind, die denen entsprechen, die Menschen unter sich bzw. Tiere unter sich kennen" (Greiffenhagen 1991, S. 26). Als evident werden Sachverhalte bezeichnet, die als richtig eingeschätzt werden und nicht weiters hinterfragt werden müssen. Menschen betrachten vor allem ihre Haustiere nicht als Nahrungsmittel, sondern als Gefährt:innen. Vor allem die Namensgebung zeigt von einer derartigen Selbstverständlichkeit und Verbundenheit. Beziehungen von Mensch zu Mensch oder Mensch zu Tier lassen sich laut den Autorinnen kaum unterscheiden (vgl. Vernoiij / Schneider 2018, S. 7ff.).

Bindungstheorie

Beetz (2003) unternahm den Versuch die Mensch-Tier-Beziehung mittels abgeleiteter Form der Bindungstheorie zu erklären. Die Bindungstheorie an sich geht auf Bowlby und Ainsworth in den Jahren 1968/1969 zurück. Laut jener Theorie entwickeln Menschen unterschiedliche Bindungsmuster, die aufgrund von Erfahrungen im Kindesalter entstehen. Kinder können sicher gebunden, unsicher vermeidend, unsicher ambivalent oder unsicher desorientiert gebunden sein. Je nach Bindungsmuster können Menschen mehr oder weniger erfolgreich Beziehungen zu anderen Menschen eingehen. Beetz (2003) erkannte, dass Tiere das Potential haben, bereits gefestigte Bindungsmuster zu durchbrechen oder wenigstens zu beeinflussen. Bekommen Kinder die Möglichkeit eine positive Erfahrung mit Tieren zu machen, kann diese positive Erfahrung das Bindungsmuster beeinflussen (vgl. Vernoiij / Schneider 2018, S. 10f.).

Spiegelneuronen

Das Konzept der Spiegelneuronen galt besonders um 2000 als interessantes Gebiet, welches es zu erforschen gab. Spiegelneuronen wurden erstmals im Jahr 1996 entdeckt. Die Annahme war, dass Menschen von Spiegelneuronen dazu veranlasst werden, Verhalten und Aktionen anderer Menschen nachzuahmen. Aus heutiger Sicht gilt jenes Konzept als weniger anerkannt, da neueste Forschungen ergeben, dass Spiegelneuronen im menschlichen Gehirn nur einen kleinen Beitrag zu jenem Verhaltensmuster beitragen. Laut Vernoiij und Schneider (2018) stelle jenes Modell jedoch eine Ergänzung zur Erklärung der Mensch-Tier-Beziehung dar (vgl. Vernoiij / Schneider 2018, S. 12f.).

Oxytocin

Eine wichtige Grundlage in Tiergestützten Interventionen stellt das Hormon Oxytocin dar. Oxytocin ist ein Hormon, welches im Hypothalamus gebildet wird und durch bestimmte Aktivitäten oder Reize freigesetzt wird. Es spielt vor allem bei sexuellen Aktivitäten oder während der Geburt eine große Rolle (vgl. Janke 2021, o.S.). Oxytocin kann jedoch auch in Sachverhalten ausgelöst werden, die weit weniger reizintensiv sind. So kann ein jenes Hormon sogar bei bloßen Blickkontakt oder auch bei Streicheln in den Blutkreislauf freigesetzt werden. Laut Julius et. al. (2014) wirkt Oxytocin speziell auf Gebiete im Gehirn, die mit Sozialverhalten, Angst, Stress und Wohlbefinden zutun haben. In Studien konnte nachgewiesen werden, dass Oxytocin das menschliche Sozialverhalten positiv beeinflusst und stressreduzierend, schmerzreduzierend und angstreduzierend wirkt. Doch Oxytocin wirkt nicht nur in einer Interaktion zwischen zwei Menschen. Forschungen bestätigen, dass Oxytocin auch bei Interaktionen zwischen Mensch und Tier freigesetzt wird (vgl. Julius et al. 2014, S. 83). „Aber Oxytozin hemmt nicht nur die Stress-Systeme. Oxytozin erhöht zudem die Fähigkeit, sowie die Bereitschaft, sozial angemessen zu interagieren. So bewirkt ein höherer Oxytozinspiegel beispielsweise eine geringere soziale Ängstlichkeit, eine höhere Empathie, sowie ein höheres Vertrauen in Andere (...) dann bieten tiergestützte Interventionen jenseits der Stressreduktion ein noch größeres Potential" (Julius / Beetz / Kotrschal 2013, S. 161).

Laut Julius et al. (2014) bilde Oxytocin den Grundstein der positiven Wirkung von Tieren auf Menschen. Studien von von Odendaal (2020) und Odendaal und Meintjes (2003) zeigen, dass der Oxytocinspiegel erhöht war, während Proband:innen einen Hund streichelt. Noch höher war der Oxytocinspiegel, wenn die Proband:innen ihren eigenen Hund streichelten. Sowohl bei den Testpersonen, als auch bei den Tieren konnte eine Erhöhung von Oxytocin im Plasma festgestellt werden (vgl. Julius et al. 2014, S. 104f.).

Listenhunde & Bulldoggen

Bevor nun der empirische Teil der vorliegenden Arbeit beginnt, wird noch ein kurzer Einblick in den Bereich der Listenhunde und Bulldoggen erfolgen. Dies soll zum einen der Verständlichkeit und zum anderen zur Realisierung der aktuellen Thematik beitragen.

Wie bereits in den einleitenden Worten beschrieben wurde, gibt es in Österreich Rassenlisten, die gewisse Hunde als besonders gefährlich einstufen, sodass bei Haltung jener Tiere, bestimmte Auflagen erfüllt werden müssen. Die Bundesländer haben dazu unterschiedliche Bestimmungen aufgestellt. Hier eine Auflistung der Haltebestimmungen:

Bundesland	Bestimmungen
Wien	„In <u>Wien</u> muss jede Person, die einen mindestens sechs Monate alten Hund bestimmter, als gefährlich geltender Rassen hält bzw. verwahrt, eine **Hundeführerscheinprüfung** positiv absolvieren" (Österreich gv. 2021, o.S.)
Vorarlberg	Meldung über die Haltung des Hundes. Eventuelle Bewilligung nötig.
Niederösterreich	Meldung über die Haltung des Hundes. Eventuelle Bewilligung nötig.
Oberösterreich	Sachkundenachweis (Auflage für alle Hundebesitzer:innen)
Steiermark	Sachkundenachweis (Auflage für alle Hundebesitzer:innen)
Salzburg	Sachkundenachweis (Auflage für alle Hundebesitzer:innen)
Tirol	Keine Auflagen
Burgenland	Keine Auflagen
Kärnten	Keine Auflagen

Tabelle 1 Listenhunde in Österreich

Tabelle 1: Listenhunde in Österreich
Quelle: In Anlehnung an: Österreich gv. 2021, o.S.

Die angeführte Tabelle lässt erkennen, dass die Bundesländer unterschiedlich mit der Listenhund-thematik umgehen. Am strengsten geht Wien mit der Haltung von Listenhunden um. Vorarlberg und Niederösterreich haben zwar auch Rassenlisten, gehen damit jedoch weniger streng um. In der Steiermark, sowie in Oberösterreich und Salzburg genügt ein Sachkundenachweis, den jedoch jeder Hundebesitzer und jede Hundebesitzerin machen muss. Tirol, Burgenland und Kärnten haben allgemein keine bestimmten Auflagen. Die Bundesländer Wien, Niederösterreich und Vorarlberg haben unterschiedliche Rassenlisten. So gelten in Wien teilweise andere Hunde als Listenhunde als in Vorarlberg. Während beispielsweise der Rhodesian Ridgeback in Vorarlberg als Listenhund angeführt wird, wird er in Wien nicht als Listenhund betitelt (vgl. Österreich gv. 2021, o.S.). In der folgenden Tabelle wird aufgezeigt, welche Hunde die Bundesländer Wien, Niederösterreich und Vorarlberg als besonders gefährlich einstufen.

	Wien	Niederösterreich	Vorarlberg
Bullterrier	x	x	x
Staffordshire Bullterrier	x	x	x
American Staffordshire Terrier	x	x	x
Mastino Napoletano	x		x
Mastin Espanol	x		x
Fila Brasileiro	x		x
Mastiff	x		x
Bullmastiff	x		x
Tosa Inu	x	x	x
Pit Bull Terrier	x	x	
Rottweiler	x	x	
Dogo Argentino	x	x	x
Bordeaux Dogge			x
Ridgeback			x
Kreuzungen Bandog und Pitbullterrier			x
Hunde aus Kreuzungen der genannten Rassen und Kreuzungen			x
Bandog		x	

Tabelle 2 Listenhunde in W, NÖ und VO

Tabelle 2: Listenhunde in W, NÖ und VO
Quelle: In Anlehnung an: Österreich gv. 2021, o.S.

Aus der aufgezeigten Tabelle geht hervor, dass nur einige Rassen in allen drei Bundesländern gleichsam als Listenhunde betrachtet werden. Bullterrier, Staffordshire Bullterrier, American Staffordshire Terrier, Tosa Inu und Dogo Argentino werden in Wien, Niederösterreich und Vorarlberg als Listenhunde angeführt (vgl. Österreich gv. 2021, o.S.).

Listenhund oder Kampfhund

Wie bereits im gesamten Verlauf der vorliegenden Arbeit ersichtlich wurde, wird der Begriff *Kampfhund* strengsten vermieden. Weshalb diese Vorgehensweise gewählt wurde, wird durch einen Artikel der PETA aus dem Jahr 2020 verdeutlicht. Laut jenem Artikel lässt sich der

Begriff *Kampfhund* auf Hunde zurückführen, die speziell für Hundekämpfe gezüchtet und aggressiv gemacht wurden, um möglichst brutal im Kampf zu agieren (vgl. PETA 2020, o.S.). In Österreich, sowie in Deutschland sind derartige Hundekämpfe verboten. Laut dem österreichischen Tierschutzgesetz fallen die Organisation und Durchführung von Hundekämpfen unter §5, Verbot der Tierquälerei. Auch verboten ist es, ein Tier derartig abzurichten, sodass das Tier aggressiv wird (vgl. RIS 2021, o.S.). Laut dem genannten Artikel der PETA (2020) gebe es keinen vernünftigen Grund, gewisse Rassen als gefährlich einzustufen. Beißstatistiken würden demnach ergeben, dass keine Hunderasse öfter beißt als andere Hunderassen. Weshalb Rassen, wie der Bullterrier oder der Staffordshire Terrier als gefährlicher gelten, könnte auf den Menschen zurückzuführen sein. Aufgrund des Phänotyps gewisser Rassen, welcher durchaus ausdrucksstark und massig ist, würden jene Hunde von Randgruppen oder Kriminellen als Statussymbol missbraucht werden (vgl. PETA 2020, o.S.).

Da der Begriff *Kampfhund*, wie beschrieben, nach Ansicht der PETA und nach Auffassung der Autorin eine Hunderasse nicht beschreibt, sondern diskreditiert, wird stattdessen auf den Begriff *Listenhund* zurückgegriffen. Inwieweit jene Rassenlisten eine Sinnhaftigkeit mit sich bringen, sei an dieser Stelle dahingestellt.

Therapiebegleithundeteams mit Listenhunden

Wie jeder andere Hund, haben auch Listenhunde die Chance Therapiebegleithund zu werden. Nach erfolgter Ausbildung durch eine Hundeschule, einen Verein oder durch eine sonstige Institution, kann eine Prüfung abgelegt werden, die einen Hund und seinen Besitzer oder seine Besitzerin als Therapiebegleithunde-Team auszeichnet. Im Zuge jener Ausbildung werden Sozialverhalten, Gehorsam und Gesundheit der Hunde überprüft (vgl. Bundesministerium für Arbeit, Soziales und Konsumentenschutz 2015, 2ff.). Absolviert ein Listenhund in Wien die Therapiebegleithundeausbildung und die einhergehende Prüfung, ist dieser von der Maulkorbpflicht befreit (vgl. Stadt Wien o.J., o.S.). Eine derartige Regelung ist im Tierhaltegesetz von Niederösterreich oder Vorarlberg nicht zu finden, wobei festgehalten werden muss, dass hier andere Bestimmungen als in Wien gelten.

Für die folgende Arbeit bedeutsam, erscheint die Auflistung der aktiven Therapiebegleithundeteams mit Listenhunden und Bulldoggen. Obwohl französische Bulldoggen, englische Bulldoggen und amerikanische Bulldoggen in keinem Bundesland als Listenhunde gelten, werden jene aufgrund der Relevanz in der nachfolgenden Studie, trotzdem berücksichtigt und miteinbezogen. Dies erfolgt auch aus dem Grund, da das Erscheinungsbild von gewissen Bulldoggen, wie auch in der nachfolgenden Studie zum Vorschein kommt, immer wieder als gefährlich eingestuft wird.

Rasse	Wien	NÖ	OÖ	BU	SLZ	STMK	K	VO	T	
American Staffordshire Terrier	8	2	1	1						12
Rottweiler	3	1				2				6
Stafforshire Bullterrier	1						1			2
Rhodesian Ridgeback		1	1	1			1	1		5
Frenchie	1		1			2	1			5
American Bulldog		1								1
Bullmastiff						1				1
English Bulldog							1			1
Bulldogge								1		1
	13	5	3	2	0	5	4	2	0	

	Wien	NÖ	OÖ	BU	SLZ	STMK	K	VO	T
Teams Insgesamt	211	318	224	35	68	169	77	80	48

Tabelle 3 Therapiebegleithundeteams

Tabelle 3: Therapiebegleithundeteams
Quelle: In Anlehnung an Messerli Institut 2021, o.S.

Aus den erhobenen Daten geht hervor, dass der American Staffordshire Terrier, der meist ausgebildete Listenhund in Österreich ist. Obwohl jener beispielsweise in Wien als Listenhund eingestuft wird, sind 8 Therapiebegleithundeteams in Wien geprüft und aktiv. Der Rottweiler hingegen kann in Österreich nur insgesamt 6 Therapiebegleithundeteams verzeichnen. Der Rhodesian Ridgeback, welcher ausschließlich in Vorarlberg als Listenhund gilt, kann insgesamt 5 Therapiebegleithundeteams in Österreich aufweisen. Erkennbar wird auch, dass obwohl Niederösterreich weiteraus mehr zertifizierte Therapiebegleithundeteams aufweisen kann, nämlich 318, das Bundesland nur halb so viele zertifizierte Listenhunde als Wien hat. Aus den Daten geht des Weiteren hervor, dass in Salzburg und Tirol keine Listenhunde als Therapiebegleithunde aktiv im Einsatz sind. Geprüfte Teams mit Bulldoggen sind vergleichsweise nur in raren Mengen vorhanden. Obwohl Wien die strengsten Auflagen zur Haltung von Listenhunden hat, sind in Wien die meisten Therapiebegleithundeteams mit Listenhunden aktiv im Einsatz. Ob jenes Phänomen damit zutun hat, dass die Maulkorbpflicht bei Zertifizierung als Therapiebegleithund verfällt, kann im Zuge dieser Arbeit nicht festgestellt werden. Jener Frage könnte mittels Fragebogenstudie oder Interview nachgegangen werden.

Wichtig zu erwähnen sei hierbei noch, dass sich die Anzahl der aktuell geprüften Therapiebegleithundeteams regelmäßig ändern könnte. Sollte ein Team nicht zur jährlichen Überprüfung antreten, wird der Eintrag beim Messerli Institut gelöscht. Des Weiteren können auch neu geprüfte Teams dazukommen (vgl. Messerli Institut 2021, oS.).

Hinweis: Die Namen der Bundesländer wurden aus Platzgründen abgekürzt.

Wien	Wien
NÖ	Niederösterreich
OÖ	Oberösterreich
BU	Burgenland
SLZ	Salzburg
STMK	Steiermark
K	Kärnten
VO	Vorarlberg
T	Tirol

III. Empirischer Teil

Wie bereits im theoretischen Teil angeführt wurde, sind aktuell in beinahe jedem Bundesland Listenhunde und Bulldoggen als Therapiebegleithunde geprüft und aktiv im Einsatz. Von österreichweit 1230 Therapiebegleithundeteams sind 34 davon Listenhunde oder Bulldoggen. Im empirischen Teil dieser Arbeit soll nun erhoben werden, inwieweit jene Hunderassen von den Proband:innen eingeschätzt werden und inwieweit das Wohlbefinden der Proband:innne in Interaktion mit einer Olde English Bulldogge erhöht werden kann. Um jene Informationen ermitteln zu können, wurden Leitfadeninterviews durchgeführt. Im Zuge dessen wurde Bilder von Listenhunden gezeigt, welche von den Proband:innen eingeschätzt werden sollten. Auch wurden die Proband:innen gebeten mittels kurzem Stimmungsfragebogen ihre aktuelle Gefühlslage preiszugeben, welche vor und nach einer kurzen Tiergestützten Intervention abgefragt wurde. Die Wiederholung dient dabei lediglich der Vergleichbarkeit. Diese Vorgangsweise dient der Beantwortung der aufgeworfenen Forschungsfrage:

Inwieweit können Listenhunde und Bulldoggen zum Wohlbefinden von Personen zwischen 24 und 57 Jahren im Zuge von Tiergestützten Interventionen beitragen und inwieweit wirken jene Hunderassen auf Personen?

Eine weitere Frage, die im empirischen Part dieser Arbeit behandelt wird:

- Wie viel Zeit wird benötigt, um eine Erhöhung des Wohlbefindens im Tiergestützten Setting festmachen zu können?

In den nächsten Kapiteln wird die folgende Studie, sowie der Forschungsprozess näher beleuchtet und detaillierter beschrieben. Da vor allem die generalisierten Ergebnisse der Leitfadeninterviews und der Vergleich der Stimmungsfragbögen vor und nach einer Tiergestützten Einheit für die vorliegenden Studie von Bedeutung sind, wird jener Part ausführlicher behandelt als die Deskription des Forschungsprozesses. Die durchgeführte qualitative Inhaltsanalyse nach Mayring (2015) wird aus diesem Grund nur kurz beleuchtet.

Forschungsdesign

Wie bereits in den einleitenden Worten erwähnt, wurde ein qualitativ Interviews Interview und ein Stimmungsfragebogen für die Beantwortung der Forschungsfrage gewählt. Im Zuge der Durchführung des Interviews, wurden den Proband:innen Bilder von Hunderassen gezeigt, die sie einschätzen sollten.

Hier nun der Ablauf der durchgeführten Forschung:
1. Leitfadeninterview mit Bildeinschätzung
2. Stimmungsfragebogen
3. 10min tiergestütztes Setting mit Olde English Bulldog
4. Stimmungsfragebogen

Jene Reihenfolge wurde bei allen drei Poband:innen eingehalten. Die Stimmungsfragebögen wurden deshalb vor und nach der Tiergestützten Arbeit ausgehändigt, um einen direkten Vergleich zu erhalten. Erhoben werden sollte, ob sich die Stimmung der Proband:innen verändert, nachdem sie mit einer Bulldogge 10 Minuten interagieren konnten.

Im Folgenden werden beide Erhebungsmethoden genauer erläutert und dargestellt.

Erhebungsmethode Leitfadeninterview

Für die durchgeführte Studie wurde ein Leitfadeninterview gewählt. Diese Methode dient zum einen der Vergleichbarkeit und zum anderen der Strukturierung. Der Leitfaden, welcher im Vorhinein erstellt wird, bietet dem Interviewer/der Interviewerin Orientierung und gibt eine gewisse Richtung vor. Trotz der vorgegebenen Struktur kann das Interview sehr offen verlaufen, da der Leitfaden lediglich der Orientierung dienen soll (vgl. Helfferich 2014, S. 565f.). Nun wird der Leitfaden in kurzen Zügen dargestellt und erläutert:

Zu Beginn wurde erfragt, ob die Person bereits Erfahrungen mit Hunden gesammelt hat:
  – *Hast du bereits Erfahrungen mit Hunden?*

17

     o   *Hast du selbst einen Hund oder hattest du einen Hund?*

Im nächsten Schritt, sollte dies im Zuge des bisherigen Gesprächsverlaufs noch nicht erfolgt sein, wird erfragt, welche Gefühle die Person mit Hunden assoziiert:

- *Welche Gefühle assoziierst du, wenn du an Hunde denkst?*
  - o *Positive/Negative Gefühle*

Um herauszufinden, welche Hunderassen besonders ansprechend für die befragte Person sind, wurde diese nach ihrer Lieblingshunderasse gefragt. Dies dient auch dazu, um im Nachhinein feststellen zu können, inwieweit die genannte Lieblingshunderasse mit den äußeren Erscheinungen von Listenhunden oder Bulldoggen übereinstimmt:

- *Hast du eine Lieblingshunderasse?*

Im nächsten Schritt wurde gefragt, ob die Personen wüssten, was ein Listenhund ist. Sollte die befragte Person nicht genau gewusst haben, was ein Listenhund ist, wurde die darüber aufgeklärt:

- *Hast du schon einmal von Listenhunden gehört?*

Die nächste Frage sollte die Einstellung der Person zu Listenhunden erfragen:

- *Inwieweit findest du es sinnvoll, dass es Rassenlisten gibt?*
- *Inwieweit könnten Listenhunde gefährlicher sein?*

Um ermitteln zu können, an welche Rassen die Personen beim Begriff *Listenhund* denken, wurde erfragt, welche Gefühle sie hätten, wenn sie an Listenhunde denken würden und an welche bestimmte Hunderasse sie dabei denken:

- *Wie empfindest du, wenn du an Listenhunde denkst?*
- *Hast du eine bestimmte Hunderasse im Kopf?*
  - o *Rassenvorschläge*

Im nächsten Schritt wurde Bezug auf Tiergestützte Interventionen genommen:

- *Denkst du, dass Listenhunde mit Menschen im tiergestützten Setting arbeiten können?*

Wie bereits erwähnt, wurden während des Interviews Bilder von Listenhunden und Bulldoggen gezeigt. Die Personen wurden gebeten eine Einschätzung abzugeben. Sie sollten dabei einschätzen, inwieweit der Hund ansprechend oder nicht ansprechend auf sie wirken würde. Insgesamt wurden 6 Bilder gezeigt, wobei es nur 3 Hunde waren. Jeder Hund wurde 2-mal in 2 verschiedenen Situationen auf den Bildern gezeigt. Darunter war ein Rottweiler, ein Olde English Bulldog und eine Englische Bulldogge. Das erste Bild der Hunde war ohne Personen. Der Hund stand im Vordergrund des Bildes. Beim zweiten Bild waren Menschen im Bild involviert. Der Rottweiler wird am Bild gefüttert gefüttert, der Olde English Bulldog liegt neben einer Rollstuhlfahrerin und die Englische Bulldogge wird von einer älteren Dame gestreichelt. Jedes der Bilder wurde in kurzen Worten erklärt, da nicht jede Situationen auf den Bildern auf den ersten Blick gut erkennbar war.

Rottweiler

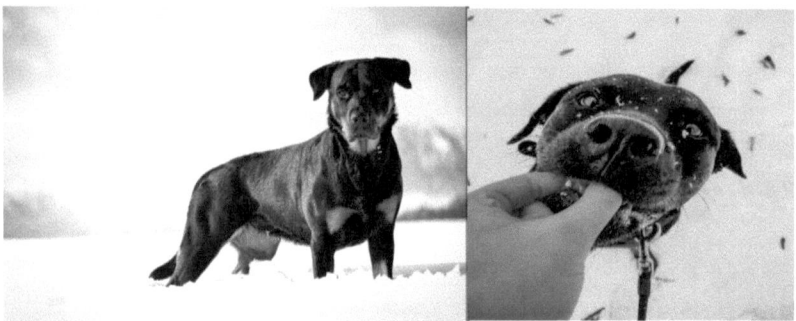

Abbildung 1: Yuna 1 (Eigene Abbildung)

Olde English Bulldog

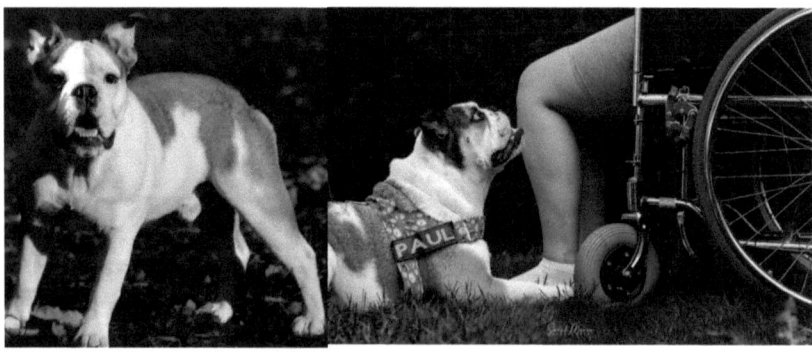

Abbildung 2: Paul (Eigene Abbildung)

Englische Bulldogge

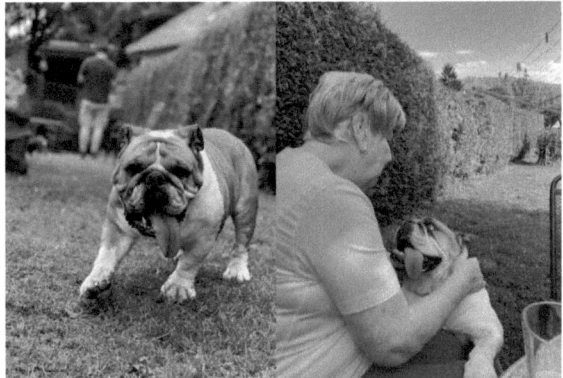

Abbildung 3: Annegret (Eigene Abbildung)

Erhebungsmethode Stimmungsfragebogen und Tiergestütztes Setting

Der Stimmungsfragebogen wurde gewählt, um vergleichen zu können, ob und inwieweit sich die Stimmung und das Wohlbefinden der Proband:innen verändert, wenn diese mit einem Hund in Kontakt treten und gezielte Übungen mit diesem durchführen. Jede und jede musste folglich jeweils zweimal den Stimmungsfragebogen ausfüllen. Den Proband:innen wurde im Vorfeld nicht gesagt, dass sie den Fragebogen nach dem tiergestützten Setting wiederholt ausfüllen sollten, um Verfälschungen zu vermeiden und die Objektivität zu bewahren. Der Stimmungsfragebogen wurde den Proband:innen ausgiebig erklärt, da es zu Beginn zu Unklarheiten bezüglich der Smileys kam. In folge dessen wurde eine Likert-Skala mit 5 Stufen eingeführt: Stimme voll zu, Stimme zu, Etwas, Stimme nicht zu, Stimme überhaupt nicht zu. Nach Einführung jener Skala kam es zu keinerlei Unklarheiten. Die ausgewählten Gefühlszustände wurden gewählt, um einen Umkehrschluss auf gängige Gefühlslagen zu nehmen, die auch in anderen Studien zu Tiergestützten Interventionen beleuchtet werden.

Ablauf:
1. Stimmungsfragebogen
2. 10min Interaktion mit Olde English Bulldog
3. Stimmungsfragebogen

Ich fühle mich im Moment	Stimme voll zu	Stimme zu	Etwas	Stimme nicht zu	Stimme überhaupt nicht zu
Konzentriert					
Fröhlich					
Müde					
Ausgeglichen					
Angespannt					
Entspannt					
Teilnahmslos					
Aggressiv					
Ruhig					

Tabelle 4 Stimmungsfragebogen

Tabelle 4: Stimmungsfragebogen
Quelle: Eigenentwurf

Vorstellung des Hundes und Rahmenbedingungen

Bevor nähere Informationen zur Stichprobe der durchgeführten Studie erfolgen, wird der Hund, welcher im tiergestützten Setting involviert war, kurz beschrieben. Auch wird dargelegt, nach welchen Vorgaben die Tiergestützte Intervention durchgeführt wurde.

Der Name des Hundes lautet Paul. Paul ist eine Olde English Bulldogge mit 2,5 Jahren. Aktuell absolviert Paul die Therapiebegleithunde-ausbildung, wobei jener bereits bei diversen Einsätzen anwesend war und mitwirken konnte. Paul wurde aufgrund seines vorhanden Grundgehorsams, Erfahrungen im Bereich der Tiergestützten Intervention und äußeren Erscheinungsbildes für die Studie gewählt. Die Olde English Bulldogge gilt in

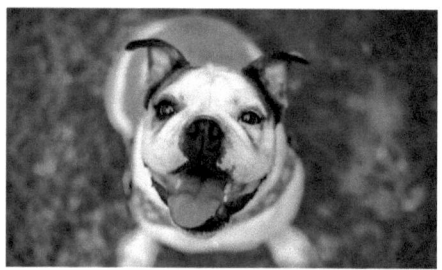

Abbildung 4: Paul Vorstellung (Eigene Abbildung)

21

keinem österreichischen Bundesland als Listenhund. Aufgrund ihrers unterschiedlichen Erscheinungsbildes können jene Hunde jedoch als gefährlich eingestuft werden. Besonders in Deutschland kommt es vermehrt zu jener Vorgehensweise (vgl. Verivox o.J., o.S.).

TVT-Merkblätter Bezugnahme

Für den Einsatz, sowie für die Haltung von Paul wurden die vorgegebenen Rahmenbedingungen der Tierärztlichen Verneinung für Tierschutz berücksichtigt. Laut diesen TVT-Merkblättern, welche Richtlinien für Tiere im sozialen Einsatz aufstellen, muss der Hund beispielsweise regelmäßig geimpft sein. Um die Wichtigkeit der vorgestellten Rahmenbedingungen zu betonen, erfolgt nun eine Auflistung wichtiger Themen, die in den TVT-Merkblättern in Bezug auf Hunde vorgestellt werden:

– Freizeit, Auslastung und Entlastung

    o Der Hund muss mit für ihn passenden Beschäftigungsmöglichkeiten ausgelastet werden. Hunde im sozialen Einsatz benötigen jedoch nicht nur Auslastung, sondern auch Ruhephasen, in denen sie das Erlebte verarbeiten können. Es werden hierbei 12-18 Stunden Schlaf- und Ruhephasen vorgeschlagen. Pauls Schlaf- und Ruhephasen bewegen sich zwischen 15 und 18 Stunden täglich. In seinen Wachphasen wird mit ihm trainiert, spazieren gegangen oder gespielt. Zudem hat er täglich Kontakt zu anderen Hunden, Katzen und Personen.

– Einsätze

    o Die TVT-Merkblätter geben vor, dass ein Hund 2-3 mal pro Woche in ein tiergestütztes Setting involviert sein sollte. Die Dauer des jeweiligen Einsatzes entscheidet, ob der Hund 2- oder 3-mal anwesend sein sollte. Pro Einsatz darf der Hund 2-mal für 30min arbeiten. Auch für Paul wurden diese Vorgaben berücksichtig. Zwischen den Stimmungsfragebögen wurde Paul für 5-10min eingesetzt. Vor und nach dieser Zeit durfte Paul im Garten spielen. Im Zuge der Tiergestützten Intervention wurde Paul ausgiebig belohnt. Die Proband:innen führten Tricks mit ihm durch, welche zuvor vorgezeigt wurden.

– Gesundheit

    o Eine regelmäßige ärztliche Kontrolle sollte auf alle Fälle erfolgen, wenn der Hund im sozialen Bereich eingesetzt werden. Zoonoserisiken sollten mittels Wurmkur oder entsprechenden Testungen entgegengewirkt werden. Paul wird monatlich ärztlich kontrolliert. Kotproben werden alle 2 Monate eingeschickt und analysiert. Zudem erhält Paul Entwurmungstabletten und

Zeckenschutzmittel. Trotz Pauls verkürzter Nase, kann jener frei atmen und ist fit. Auch werden Pauls Falten täglich gereinigt, sodass es zu keinen Bakterienansammlungen kommen kann (vgl. TVT 2011, S. 2ff).

Neben den TVT-Merkblättern existieren auch noch die Richtlinien des Messerli Institutes. Jede geben beispielsweise vor, dass der Hund höchstens 45min pro Einsatz in Aktion sein darf. Auch hier wird vorgegeben, dass zwischen 2 und 3 Einsätze pro Woche erfolgen dürfen (vgl. Messerli Institut 2016, S. 2). Welche der beiden Vorgaben mehr oder weniger nach Stand der Forschung aktuell sind, sei hierbei in Frage gestellt. Jedenfalls besaß diese Frage für die durchgeführte kleine Tiergestützte Intervention keine große Bedeutung, da Paul höchstens 10min im Setting aktiv beteiligt war. Auch ansonsten wird mit Paul nicht länger als 20min gearbeitet, bevor eine lange Pause oder eine Beendigung des Einsatzes erfolgt.

Stichprobe

Für die durchgeführte Studie wurden 3 Proband:innen gewählt, die den Hund, der beim tiergestützten Setting involviert war, nicht kannten. Um Verfälschungen zu vermeiden, wurden Proband:innen gewählt, die sich auf einen Aufruf per Facebook hin, gemeldet haben. Aus datenschutzrechtlichen Gründen werden die Proband:innen nicht bei ihrem richtigen Namen genannt. Im Folgenden werden sie P1, P2 und P3 genannt. Die Interviews fanden alle teilweise im Außenbereich und teilweise in einem Innenbereich statt. Die Dauer des Interviews variiert zwischen 7 und 14 Minuten. Alle befragten Personen waren einverstanden, dass die Interviews aufgezeichnet werden, um diese im Anschluss transkribieren zu können. Die aufgenommen Interviews wurden direkt nach Transkription mittels MAXQDA vom aufzeichnenden Medium unwiderruflich gelöscht. Zuletzt kann noch gesagt werden, dass alle Interviews und weiteren Durchführungen unproblematisch abliefen. Der zuvor ausgemacht Termin wurde von allen Proband:innen eingehalten. Die Interaktion mit dem Hund lief genauso unproblematisch ab, da die Proband:innen genauestens eingeschult wurden und nicht mit dem Hund alleine gelassen wurden.

P1

- Männlich
- 35 Jahre alt
- Bereits Erfahrungen mit Hunden
- Hat/Hatte selbst Hunde

P2

- Weiblich

- 63 Jahre alt

- Bereits Erfahrungen mit Hunden

- Hat selbst einen Hund

P3

- Weiblich

- 24 Jahre alt

- Bereits Erfahrungen mit Hunden

- Hat/Hatte keinen Hund

Auswertung

Die Auswertung der beschriebenen Erhebungsmethoden erfolgte auf unterschiedliche Weise. Die Leitfadeninterviews wurden mittels beliebter Methode der Sozialforschung der *qualitativen Inhaltsanalyse* nach Mayring ausgewertet (vgl. Mayring 2015, S. 8). „Ziel der Inhaltsanalyse ist (…) die Analyse von Material, das aus irgendeiner Art von Kommunikation stammt" (Mayring 2015, S. 11). Dazu wurden die Interviews zu Beginn nach den Vorgaben von „Praxisbuch Interview, Transkription, Analyse" (2015) transkribiert. Jene Vorgehensweise wird auch von der Karl-Franzens Universität empfohlen (vgl. Universität Graz 2020, o. S.) Es wurde eine Einfache Transkription gewählt, wobei die Sprache im Dialekt ins Hochdeutsche übersetzt wurde. Des Weiteren wurden längere Pause mit (…) gekennzeichnet und Wortlaufe wie „Ahm" oder „Mh" nicht in die Transkription übernommen (vgl. Dresing/Pehl 2015, S. 21f.). Im weiteren Zuge wurden mittels der Software *MAXQDA* (2020) Kategorien gebildet, um die entsprechenden Codes zuzuteilen.

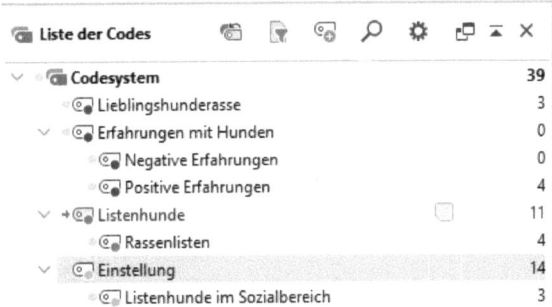

Abbildung 5: MAXQDA Codes (Eigene Abbildung)

Aufgrund der kurzen Dauer der Interviews, konnten nur insgesamt 39 Codes ermittelt werden, die für die vorliegende Studie als sinnvoll erachtet wurden. Zur Auswertung der Codes wurden die Vorgaben von Mayring (2015) weiterhin verfolgt. Deshalb waren die nächsten Schritte die Paraphrasierung, die Generalisierung und schließlich die Reduktion der Textpasssagen (vgl. Mayring 2015, S. 72)

Hierbei kann festgehalten werden, dass die Einschätzung und Bewertung der Bilder, die während der Interviews präsentiert wurden, nicht in den Auswertungsprozess miteinbezogen wurden. Jene Auswertung fand separat statt. Die Auswertung der Stimmungsfragebögen sollte mit *SPSS* erfolgen. Da sich die Einschätzungen der Proband:innen jedoch jeweils nur zwei Kategorien „Fröhlich" und „Entspannt" veränderten, wurde darauf verzichtet. Daher erfolgt im Folgenden bloß eine kurze und prägnante Darstellung der Ergebnisse der Stimmungsfragebögen.

Ergebnisse

Im Folgenden werden nun die Ergebnisse aus den Auswertungsverfahren präsentiert. Ergebnisse von Leitfadeninterview, Stimmungsfragebogen und Bildbewertung werden separat präsentiert, jedoch werden immer wieder Verknüpfungen untereinander hergestellt. Nach Darstellung der Ergebnisse wird die aufgeworfene Forschungsfrage beantwortet.

Leitfadeninterview

Gleich zu Beginn kann gesagt werden, dass alle 3 Befragten unterschiedliche Hunderassen bevorzugen. Genannt wurden hierbei Collie, Labrador und Bulldogge. Dies ist insofern interessant, da die befragte Person, welche die Bulldogge als Lieblingsrasse nannte, auch weniger davon überzeugt war, dass Rassenlisten sinnvoll sind.

„Ich glaube, es kann jeder Hund gefährlich sein und es kann jeder Hund ungefährlich sein. Ich denke, das hat mit Erziehung zu tun, würde ich einmal sagen. Ich würde das jetzt nicht auf eine Rasse fixieren (...). Also aus meiner Sicht macht das sehr wenig Sinn" (IP1, Abs. 16).

Im Gegensatz dazu, waren IP2 und IP3 davon überzeugt, dass Rassenlisten insofern sinnvoll sind, um die Eignung der Hundehalter:innen zu überprüfen. Betont werden, muss hierbei, dass jenen beiden Befragten die Rassenlisten deshalb bedeutsam erscheinen, um das Tierwohl zu sichern:

„Ich finde es schon gut, dass es diese Listen gibt, weil sonst, blöd gesagt, könnte sich ja jeder jeden Hund kaufen und es gibt ja viele die mit einem Hund nicht umgehen können und die verhauen dann den Hund. Du siehst ja wie viele im Tierheim sind und viele böse sind und dann eigentlich keine Chance mehr darauf haben, dass die eine gute Familie finden (....)" (IP3, Abs. 50).

Überhaupt war allen befragten Personen bewusst, was ein Listenhund ist. Alle waren der Meinung, dass Listenhunde Hunde sind, die als besonders gefährlich eingestuft werden. Zu den besseren Erklärungen, wurde im Interview nochmals erläutert, was genau ein Listenhund ist. Nach jeder Erklärung wurden, wie im Leitfaden ersichtlich, die Personen gefragt, inwieweit Ihrer Meinung nach, Listenhunde und Bulldoggen im Sozialbereich eingesetzt werden könnten.

Zwei von drei äußerten, dass es möglich sei, jedoch wäre es ein größerer Aufwand, da den Menschen erst gezeigt werden müsste, dass der jeweilige Hund nicht gefährlich sei. IP1 und IP2 sprachen dabei auch die Vorurteile an, welche Rassen wie Bullterrier oder Rottweiler betreffen würden.

„Also ich glaube, dass die meisten Menschen davor Angst haben. Gehen würde es bestimmt, aber es ist ein gewisser Mehraufwand, man muss eben erst die Menschen davon überzeugen, dass das ein netter ungefährlicher Hund ist. Weil in vielen Menschen hat sich das so eingeprägt, dass es ein gefährlicher Hund ist. (....) manche sagen eben einfach gleich out oft the box, dass sie vor diesem Hund Angst haben obwohl er nie etwas tun würde, also einfach nur aus optischen Gründen. Ich kann mir vorstellen, dass das bei dem dann auch so ist, dass wenn du mit ihm wohin kommst, dass sie Angst haben und da muss man sie erst vom Gegenteil überzeugen, dass man vor dem Hund keine Angst haben muss" (IP1, Abs. 22).

„Man kann sie sicher gut trainieren, die Frage ist nur wir sind heute noch nicht so weit wie so ein Pitbull ankommt (...) aber ich sage ja, die Menschen sind noch nicht soweit, das ist meine Meinung dazu" (IP2, Abs. 26).

Die dritte befragte Person war der Meinung, dass jeder Hund die gleichen Chancen verdienen würde.

„Ja, ich finde schon, ich finde sie haben die gleiche Chance verdient, wie alle anderen und wie gesagt, ich glaube nicht, dass der Hund ganz alleine daran schuld ist, wie er wirklich ist

26

als Charakter, also finde ich auch. Das heißt ja nicht, dass sie zu blöd sind oder sie sich auch

gescheiter und besser vom Lernen her und nur weil das ein Listenhund ist, heißt das ja nicht,

dass er nicht lieb sein kann und auch nicht geeignet ist für die Therapie" (IP3, Abs. 28)

Wie bereits aus den dargelegten Ergebnissen hervorgeht, war keine der befragten Personen gänzlich abgeneigt von Listenhunden und Bulldoggen. Allerdings kristallisierte sich heraus, dass die befragte Person, welche Gefallen an Bulldoggen zeigt, weniger Bedenken, als die anderen beiden Befragten äußerte. Die Person, die keinerlei Bedenken äußerte war männlich. Die Personen, die hin und wieder Bedenken äußerten, waren weiblich. Inwieweit hierbei das Geschlecht eine Rolle spielen könnte, bleibt offen. Hier zwei Beispiele von den Personen, die als Lieblingsrasse *Collie* und *Labrador* nannten:

„Naja schon, einen Rottweiler zum Beispiel und die Pitbulls, die sind für mich unheimlich,

weil alleine schon ich kann mit solchen Hunden durch die Augen alleine keinen Kontakt auf-

bauen für mich ist eben ein Hund mit Knopfaugen wirkt auf mich ganz anders als ein Pitbull.

Ich kann ja nichts machen, das ist nun einmal so" (IP2, Abs. 24).

„Ja schon, vielleicht hat er eine größere Grundaggressivität als andere, aber kann ich mir

auch irgendwie nicht vorstellen, denn wenn der als Welpe zu dir kommt und von Anfang an

abrichtet und sagst das und das darf er nicht, dann wird er nie auf die Idee kommen, dass er

dich jetzt niederbeißt oder so" (IP3, Abs. 22).

Grundsätzlich kann aufgrund der Ergebnisse und des Reduktionsverfahrens jedoch gesagt werden, dass die befragten Personen keine grundsätzliche Angst vor Listenhunden und Bulldoggen haben. Auch ist es für sie alle möglich, dass jene Hunderassen in Tiergestützten Interventionen eingesetzt werden. Alle Befragten waren sich einig, dass die Erziehung eine wichtige Rolle bei der Charakterentwicklung der Hunde spielen würde. Auch waren sie der Ansicht, dass jeder Hund unabhängig der Rasse eine Chance verdient hätte. IP1, IP2 und IP3 kennen alle aus ihrem Umfeld zumindest einen Listenhund oder eine Bulldogge. Schlechte Erfahrungen haben sie bisher keine gesammelt. Jeder und jede der Befragten haben bislang ausschließlich positive Erfahrungen mit Hunden gesammelt.

Bildereinschätzung

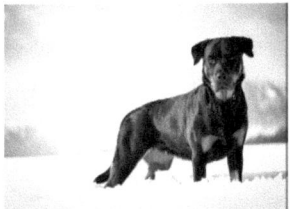

Rottweiler

Das Bild wirkte auf alle Befragten beängstigend oder abschreckend. Geäußert wurde: „Er wirkt so, als wäre er auf Angriff aus" (IP3 3, Abs. 42)

Abbildung 6: Yuna Einschätzung 1 (Eigene Abbildung)

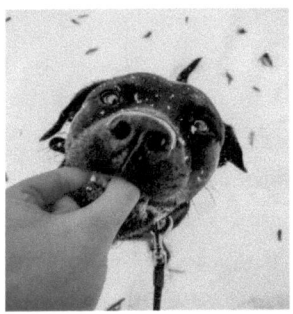

Rottweiler in Interaktion mit einem Menschen

Dieses Bild wirkte auf 2 befragte Personen neutral, zumal ihnen erklärt wurde, dass der Hund gerade gefüttert werden würde. Eine Person war beunruhigt, da der Hund den Finger von der Person im Bild im Maul hält.

Abbildung 7: Yuna Einschätzung 2 (Eigene Abbildung)

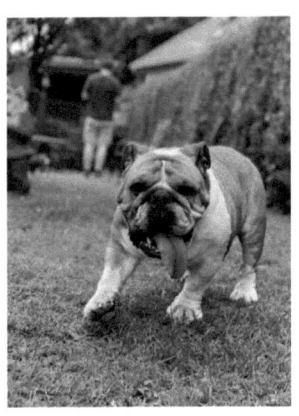

Englische Bulldogge

Dieses Bild hatte eine unterschiedliche Bedeutung für die Befragten. Die Person, sie ohnehin Bulldoggen mag, empfand das Bild als sehr positiv und ansprechend. Auf eine andere Person wiederum, wirkte das Bild verängstigend, da der Hund aufgrund der Falten aggressiv aussehen würde.

Abbildung 8: Annegret Einschätzung 1
(Eigene Abbildung)

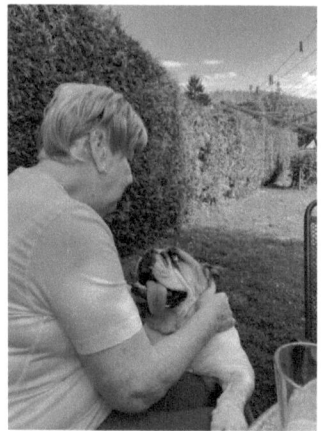

Abbildung 9: Annegret Einschätzung 2 (Eigene Abbildung)

Englische Bulldogge in Interaktion mit einem Menschen
Dieses Bild wurde von allen Befragten als positiv wahrgenommen. „Nachdem da eine ältere Dame sitzt, und der Hund wahrscheinlich irgendeine Bulldogge ist, englisch oder Französisch, das weiß ich nicht so genau, der Hund die Frau ganz zutraulich ansieht und die Frau eigentlich keine Angst hat, wirkt es auf mich sehr positiv" (IP2, Abs. 36).

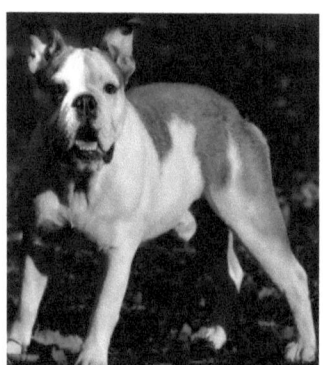

Abbildung 10: Paul Einschätzung 1 (Eigene Abbildung)

*Olde English Bulldogge **Paul***
Die befragten Personen wussten nicht, dass es sich um den Hund handeln würde, der in wenigen Minuten mit ihnen tiergestützt arbeiten würde. Alle befragten Personen waren der Ansicht, dass das Bild nicht sehr positiv auf sie wirken würde. Einer der Befragten äußerte, dass der Hund wild aussehen würde.

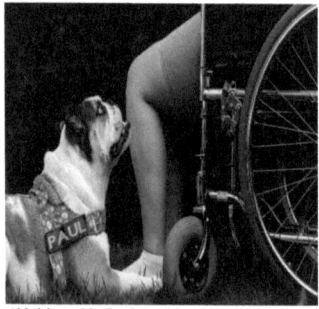

Abbildung 11: Paul Einschätzung 2 (Eigene Abbildung)

Paul in Interaktion mit einem Rollstuhlfahrer
Hier waren die befragten Personen unterschiedlicher Meinung. „Ja ich finde von Gesichtsausdruck wirkt er so, als würde er sehr aggressiv sein, so vom Aussehen her, aber nachdem er so brav am Boden liegt, schaut es eher so aus, als wäre er eine Unterstützung für diese Person die da im Rollstuhl sitzt" (IP3, Abs. 36). Eine andere Person äußerte, dass der Hund neutral wirken würde.

Verdeutlicht wurde durch die Bildeinschätzung, dass der Rottweiler, sowie die Bulldoggen, sofern jene in Interaktion mit einer Person zu sehen sind, anders eingeschätzt werden, als wenn jene Hunde alleine zu betrachten sind. Ob es nun daran liegt, dass die Bilder in unterschiedlichen Situationen und Umgebungen gemacht wurden, oder ob Personen jene Hunderassen freundlicher einschätzen, wenn diese in Kontakt mit Menschen sind, kann hiermit nicht nur Gänze geklärt werden. Für die vorliegende Arbeit kann jedoch festgehalten werden, dass die befragten Personen Listenhunde und Bulldoggen freundlicher einschätzen, wenn diese mit Menschen anzutreffen sind.

Stimmungsfragebogen

Wie bereits erwähnt, sollte der Stimmungsfragebogen mittels *SPSS* ausgewertet werden. Da sich die Ergebnisse der jeweils doppelt durchgeführten Fragebögen jedoch kaum veränderten, wurde darauf verzichtet. Die ausgefüllten Fragebögen werden in dieser Arbeit nicht öffentlich präsentiert, da die Namen der Personen am Fragebogen ersichtlich sind. Aus datenschutzrechtlichen Gründern wird dies unterlassen.

Ablauf der Stimmungsfragebögen:

1. Die Personen wurden gebeten den **Fragebogen auszufüllen**. Ihnen wurde in kurzen Sätzen erklärt, worum es sich hierbei handeln würde. Die Personen wurden nicht darüber informiert, dass der Fragebogen nach der Tiergestützten Intervention wiederholt auszufüllen sei.
2. Die Olde English Bulldogge, welche sich aktuell in der Therapiebegleithundeausbildung befindet, wurde hinzugezogen. Paul wurde vorgestellt und es wurden Tricks und Spiele mit ihm durchgeführt. **Tiergestützte Intervention** für ca. 10min. Die Intervention wurde deshalb so kurz gehalten, um ermitteln zu können, ob sich die Stimmung der Proband:innen bereits nach jener kurzen Zeit verändern kann.
3. Die Personen wurden gebeten den **Fragebogen erneut auszufüllen**.

Die Ergebnisse des ersten Stimmungsfragebogens fielen bei allen Beteiligten ähnlich aus. Alle gaben an, dass sie relativ entspannt, ruhig und fröhlich wären. Die Ergebnisse lagen alle zwischen *Stimme voll zu* und *Stimme zu*. Aggressiv oder teilnahmslos war niemand.

Für die durchgeführte Studie interessanter waren jedoch die Ergebnisse der zweiten Stimmungsfragebögen. Wie bereits erwähnt wurde, wurde darauf verzichtet die Fragebögen mittels Software auszuwerten. Diese Vorgehensweise wurde deshalb gewählt, da alle Befragten bei den Punkten *Konzentriert, Fröhlich, Ausgeglichen, Ruhig* und *Entspannt* angaben, dass dies voll zutreffe. Somit wurde die Stimmung aller beteiligten Personen nach 10min Interaktion mit einem Hund verbessert. Da keine der befragten Personen angab, in irgendeiner Weise aggressiv oder teilnahmslos zu sein, wird dies hier nicht weiter ausgeführt.

Diskussion und Beantwortung der Forschungsfrage

Um direkt an die letzte Thematik anzuknüpfen, wird hiermit nochmals das unerwartete Ergebnis der Stimmungsfragebögen aufgegriffen. Wie beschrieben wurde, gaben alle Befragten an, dass sie nach der kurzen Tiergestützten Intervention mit der Bulldogge *Paul* fröhlicher, konzentrierter und entspannter waren. Ob dieses Ergebnis nun davon herrührt, dass die Personen nach der Interviewsituation angespannter waren oder sich das Gespräch während der Tiergestützten Intervention positiv auf ihr Wohlbefinden auswirkte, kann im Zuge dieser eher kleinen Studie nicht mit Sicherheit festgelegt werden. Mit Sicherheit gesagt werden, kann jedoch, dass sich die Tiergestützte Intervention mit Paul auf alle Personen positiv ausgewirkt hat. Auch jene Befragten, die gewisse Bedenken bezüglich Listenhunde und Bulldoggen hatten, wurden positiver gestimmt. Grundsätzlich sollte jedoch nochmals erwähnt werden, dass keine der Personen eine Abneigung gegenüber jenen Hunderassen hatte. Inwieweit die Ergebnisse anders wären, wenn eine solche Person involviert gewesen wäre, könnte in einer nachfolgenden Forschung evaluiert werden. Auch äußerten zwei der befragten Personen, dass die Tiergestützte Arbeit mit jenen Hunderassen mühsamer wäre, da die Menschen im Vorfeld aufgeklärt werden müssten. Da die Dauer der Intervention jedoch nur 10min betrug und die Stimmung aller verbessert wurde, seien diese Aussagen in Frage gestellt. Ob und inwieweit jene Denkweise aufgrund von Medien in den Köpfen mancher Menschen verankert wäre, ist eine aufzuwerfende Frage, die wiederrum in einer nachfolgenden Forschung evaluiert werden könnte.

Eine weitere Erkenntnis, die im Zuge der Forschung aufkam, ist, dass Listenhunde und Bulldoggen in Interaktion mit Personen positiver eingeschätzt werden, als wenn diese nicht in Interaktion mit Personen stehen. Die Frage, die sich hierbei stellt, ist, ob Menschen die Situation anders beurteilen, wenn sie sehen, dass keine Gefahr von dem Hund ausgeht. Wenn sie sehen, dass der Hund bereits mit Menschen agiert, sollte keine Gefahr bestehen – so möglicherweise die Denkweise. Jedoch sollen hierbei keine bloßen Annahmen aufgestellt werden, sodass jene Ausschweifungen nun eine Beendigung finden. Um zu verdeutlichen – sofern die Zahlen der Therapiebegleithundeteams mit Listenhunden vom Messerli-Institut nicht ohnehin für sich sprechen – dass Listenhunde und Bulldoggen tiergestützt arbeiten können, erfolgt nun eine kurze Einsatzbeschreibung von Paul.

Paul im Pflegewohnhaus

Paul hatte seinen ersten tiergestützten Einsatz in einem Pflegewohnhaus. Dieser Einsatz gilt als Übungseinsatz im Zuge der Therapiebegleithundeausbildung des Animal Training Centers. Bulldoggen im tiergestützten Setting sind eher selten, sodass während des Einsatzes gefragt wurde, ob sie denn wüssten, welche Rasse Paul wäre. Nach längerer Überlegung äußerte eine Bewohnerin Folgendes: „Ein reinrassiger Schäferhund ist er nicht, glaube ich". Andere Bewohner:innen lachten. Verdeutlicht hat diese Situation und der freundlicher Umgang mit Paul, dass die Bewohner:innen keine Angst vor ihm hatten. Es wurde auch nicht geäußert, dass er keine Rute hätte. Zur Erklärung: Paul hat von Geburt an keine Rute. Er wurde nicht kupiert. Wichtig war den Bewohner:innen nur, dass ein Hund anwesend war. Die Rasse war dabei nicht bedeutsam. Nach dem Einsatz haben die Bewohner:innen applaudiert und den Wunsch geäußert, dass er doch bitte wieder ins Pflegewohnhaus kommen sollte.

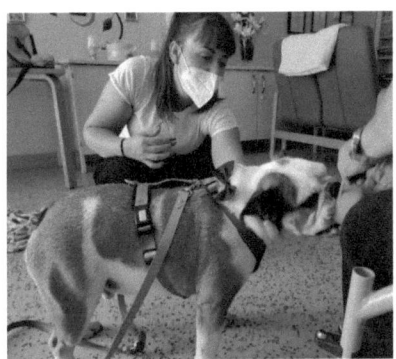

Abbildung 12: Paul im Pflegewohnheim (Eigene Abbildung)

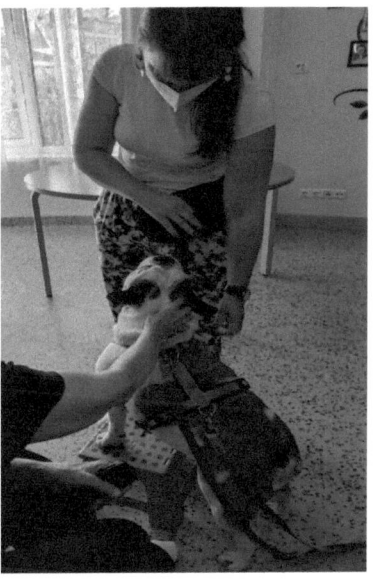

Die Übungen, die die Bewohner:innen mit ihm machten, wurden alle im Vorhinein vorgezeigt. Ob die Angstfreiheit damit zutun hatte, dass den Bewohner:innen gezeigt wurde, dass keine Gefahr von ihm ausgehe oder ob diese generell keine Bedenken hatten, kann in dieser Studie nicht mit Sicherheit festgelegt werden.

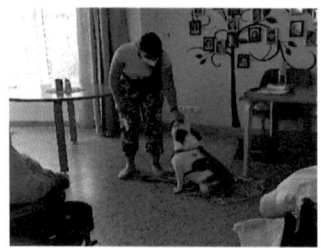

Paul wird gefüttert, weil er sitzen bleibt. Die Bewohner:innen sehen, dass Paul sein Futter vorsichtig ins Maul nimmt.

Abbildung 13: Paul wird gefüttert (Eigene Abbildung)

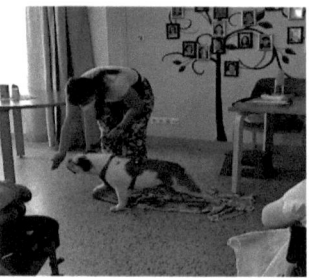

Es wird präsentiert, wie Paul die Bewohner:innen begrüßen darf (Stupst in die Handfläche).

Abbildung 14: Paul sagt Hallo (Eigene Abbildung)

Zusammenfassend kann auf der Grundlage der durchgeführten Studie und den Statistiken des Messerli-Institutes gesagt werden, dass Listenhunde und Bulldoggen in Tiergestützten Interventionen in gleichermaßen wie andere Hunderasse mitwirken können. Inwieweit Rassenlisten sinnvoll sind, wurde im Zuge dieser Arbeit nicht diskutiert. Jedoch wurde im Zuge der Interviews ersichtlich, dass durchaus unterschiedliche Meinungen dazu herrschen. Für die Zukunft kann jedoch nach Durchführung jener Studie festgehalten werden, dass weitere Forschungen in jenem Bereich sinnvoll wären. Die mittlerweile zahlreichen Studien zur Wohlbefindensforschung in Verbindung mit Tiergestützte Interventionen geben Aufschluss über die Wirkweise jenes Handlungsfeldes. Was jedoch fehlt, sind großangelegte Studie, die vor allem die Vorurteile gegenüber jenen Hunderassen in Verbindung mit dem Einsatz jener Tiere im Sozialbereich bringen. Da die Listenhundethematik regelmäßig im öffentlichen Diskurs steht, wäre dies möglicherweise ein Ansatz, der in naher Zukunft verfolgt werden könnte und auch Vorurteile beseitigen könnte.

IV. Literaturverzeichnis

Bayer, Florian (2015): Tiere als Hilfe bei Therapie: Nachfrage wird immer größer. URL: https://www.derstandard.at/story/2000011541556/tiergestuetzte-therapie-nachfrage-wird-immer-groesser [16.08.2021].

BMBWF (2018): Die gesundheitsfördernde Schule. Gesundheitsförderungsmaßnahmen des BMBWF im Kontext der Gesundheitsziele Österreich. Wien: Bundesministerium für Bildung Wissenschaft und Forschung.

BMBWF (o.J.): Gesundheitsförderung. URL: https://www.bmbwf.gv.at/The-men/schule/schulpraxis/prinz/gesundheitsfoerderung.html [11.08.2021].

Bundesministerium für Arbeit, Soziales und Konsumentenschutz (2015): Richtlinien Thera-piehunde des Bundesministers für Arbeit, Soziales und Konsumentenschutz. URL: https://www.vetmeduni.ac.at/fileadmin/v/therapiebegleithunde/Richtlinien_Therapie-hunde.pdf [16.08.2021].

Bundesverband Bürohunde e.V. (2020): Internationaler Bürohundetag 26.06.2020. URL: https://bring-deinen-hund-mit-zur-arbeit-tag.de/wp-content/uploads/2020/05/Flyer-B%C3%BCrohundtag-2020-06-26.pdf [11.08.2021].

Bundesverband Bürohunde e.V. (o.J.): Unternehmen mit Bürohund. URL: https://xn--bv-bro-hund-deb.de/vorteile-von-buerohunden/beispielhafte-unternehmen-mit-buerohund/ [11.08.2021].

Dresing, Thorsten/Pehl, Thorsten (2015): Praxisbuch Interview, Transkription & Analyse. Anleitungen und Regelsysteme für qualitativ Forschende. 6. Aufl., Marburg: Eigen-verlag.

ESAAT (2012): Definition "Tiergestützte Therapie". URL: https://www.esaat.org/filead-min/medien/downloads/Die_Definition_TgT-20.2.2012.pdf [15.08.2021].

FCI (2021): Präsentation unserer Organisation. URL: http://www.fci.be/de/Prasentation-unse-rer-Organisation-4.html [12.08.2021].

Fietz, Julia (2020): Auf einmal Zeit für Hund und Katz. URL: https://www.faz.net/aktu-ell/rhein-main/mehr-nachfrage-nach-haustieren-in-der-corona-pandemie-17003928.html [16.08.2021].

Germann-Tillmann, Theres / Merklin, Lily / Stamm Näf, Andrea (2019): Tiergestützte Inter-ventionen. Praxisbuch zur Förderung von Interaktion zwischen Mensch und Tier. 2. Aufl. Bern: Hogrefe Verlag.

Greiffenhagen, Sylvia (1991): Tiere als Therapie – Neue Wege in Erziehung und Heilung.

München: Droemer Knaur.

Headey, Bruce / Grabka, Markus (2004): The relationship between pet ownership and health outcomes: German longitudinal evidence. Berlin: DIW Berlin.

Helfferich, Cornelia (2014): Leitfaden- und Experteninterviews. In: Baur, Nina/Blasius, Jörg (Hg.): Handbuch Methoden der empirischen Sozialforschung. Wiesbaden: Springer Fachmedien Verlag, S. 559 – 574.

Janke, Wilhelm (2021): Oxytocin. URL: https://dorsch.hogrefe.com/stichwort/oxytocin [16.08.2021].

Julius, Henri / Beetz, Andrea / Kotrschal, Kurt (2013): Psychologische und physiologische Effekte einer tiergestützten Intervention bei unsicher und desorganisiert gebundenen Kindern. In: Empirische Sonderpädagogik 5, Heft 2. Lengerich: Pabst Science Publishers, S. 160 – 166.

Julius, Henri / Beetz, Andrea / Kotrschal, Kurt / Turner, C. Dennis / Uvnäs-Moberg, Kerstin (2014): Bindung zu Tieren. Psychologische und neurobiologische Grundlagen tiergestützter Interventionen. Göttingen: Hogrefe Verlag.

Mayring, Philipp (2015): Qualitative Inhaltsanalyse. Grundlagen und Techniken. 12. überarbeitete Aufl., Weinheim und Basel: Beltz Verlag.

Messerli Institut (2016): Prüfungsordnung für die Beurteilung von Therapiebegleithundeteams durch das Messerli Forschungsinstitut, Veterinärmedizinische Universität Wien. URL: https://www.vetmeduni.ac.at/fileadmin/v/therapiebegleit-hunde/PO_Stand07.2016_barrierefrei.pdf [24.08.2021].

Messerli Institut (2021): Geprüfte Therapiebegleithunde Teams. URL: https://www.vetmeduni.ac.at/de/therapiebegleithunde/gepruefte-teams/ [21.08.2021].

Österreich gv. (2021): Allgemeines zur Haltung von Listenhunden („Kampfhunden"). URL: https://www.oesterreich.gv.at/themen/freizeit_und_strassenverkehr/haustiere/1/2/Seite.742190.html [16.08.2021].

Otterstedt, Carola (2017): Tiergestützte Intervention. Methoden und tiergerechter Einsatz in Therapie, Pädagogik und Förderung. Stuttgart: Schattauer.

PETA (2020): Listenhunde: Warum es keine „gefährlichen Kampfhunde" gibt. URL: https://www.peta.de/themen/listenhunde-kampfhunde/ [16.08.2021].

RIS (2021): Bundesgesetz über den Schutz der Tiere (Tierschutzgesetz – TSchG). URL: https://www.ris.bka.gv.at/GeltendeFassung.wxe?Abfrage=Bundesnormen&Gesetzesnummer=20003541 [16.08.2021].

Schuhmayer, Wolfgang (2013): Tiergestützte Therapie. Wann besteht eine sinnvolle

Behandlungsoption? In: Aigner, Martin/Kapeller, Peter (Hg.): Psychopraxis. Neuropraxis. Heft 16. Wien: Springer Verlag, S. 24 – 27.

Stadt Wien (o.J.): Listenhunde – Vorschriften und Ausnahmen. URL: https://www.wien.gv.at/gesellschaft/tiere/haustiere/hunde/listenhunde.html [16.08.2021].

Statista (2020): Corona-Krise: Anzahl der neu registrierten Hunde bei TASSO e.V. in Deutschland in den Jahren 2019 und 2020. URL: https://de.statista.com/statistik/daten/studie/1198860/umfrage/corona-krise-anzahl-der-neu-registrierten-hunde-bei-tasso/ [16.08.2021].

UKC (2013): American Bully. URL: https://www.ukcdogs.com/american-bully [12.08.2021].

Universität Graz (2020): Link & Servicetools. In: https://netzwerk-qualitative-forschung.uni-graz.at/de/links-servicetools/ [25.08.2021].

Verivox (o.J.): Old English Bulldog: ein Listenhund? URL: https://www.verivox.de/tierhalter-haftpflicht/ratgeber/old-english-bulldog-ein-listenhund-1117921/#:~:text=Tiere%20der%20Rasse%20Old%20English%20Bulldog%20sind%20keine%20Listenhunde%2C%0k%C3%B6nnen,ben%C3%B6tigen%20viel%20Bewegung%20sowie%20Zuwendung. [24.08.2021].

Vernooij, Monika / Schneider, Silke (2018): Handbuch der Tiergestützten Interventionen. 4. Aufl. Wiebelsheim: Quelle & Meyer.

WHO (1986): WHO (1986): Ottawa Charter for Health Promotion. URL: http://www.euro.who.int/__data/assets/pdf_file/0006/129534/Ottawa_Charter_G.pdf?ua=1 [11.08.2021].

Abbildungsverzeichnis

Tabellenverzeichnis

V. Anhang

Anhang A: Interviewleitfaden

Interviewleitfaden

Hallo, danke, dass Sie bereit waren, bei diesem Interview zum Thema „Listenhunde und Bulldoggen in Tiergestützten Interventionen" teilzunehmen. Alle Angaben, sowie Ihre persönlichen Daten werden selbstverständlich anonymisiert und vertraulich behandelt. Sind Sie damit einverstanden, dass ich das Gespräch aufzeichne, um im Anschluss den Gesprächsverlauf transkribieren zu können? Sollten Sie keine weiteren Fragen haben, würde ich vorschlagen, nun mit dem Interview zu beginnen.

Erfahrungen
- Hast du bereits Erfahrungen mit Hunden?
  o Hast du selbst einen Hund oder hattest du einen Hund?
- Was assoziierst du mit Hunden?
  o Positiv oder negativ?
- Lieblingshunderasse

Listenhund
- Hast du schon einmal von Listenhunden gehört? (Erklärung)
- Inwieweit findest du Rassenlisten sinnvoll?
- Inwieweit könnten diese Hunde gefährlicher sein?

Einstellung
- Wie empfindest du, wenn du an Listenhunde denkst?
  o Welche Rasse? Rassenvorschläge
- Denkst du, dass Listenhunde mit Menschen arbeiten können?

Bilder zeigen und Emotionen verbinden

Möchten Sie noch etwas dazu sagen?

Anhang B: Stimmungsfragebogen

Ich fühle mich im Moment	Stimme voll zu	Stimme zu	Etwas	Stimme nicht zu	Stimme überhaupt nicht zu
Konzentriert					
Fröhlich					
Müde					
Ausgeglichen					
Angespannt					
Entspannt					
Teilnahmslos					
Aggressiv					
Ruhig					

Anhang C: Kategoriensystem aus MAXQDA

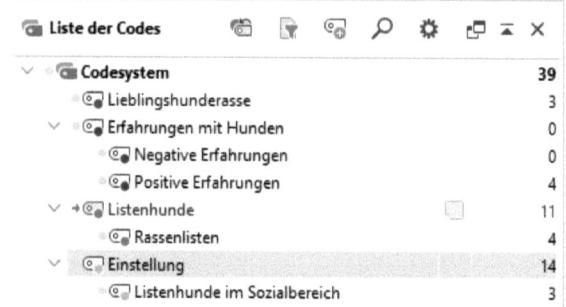

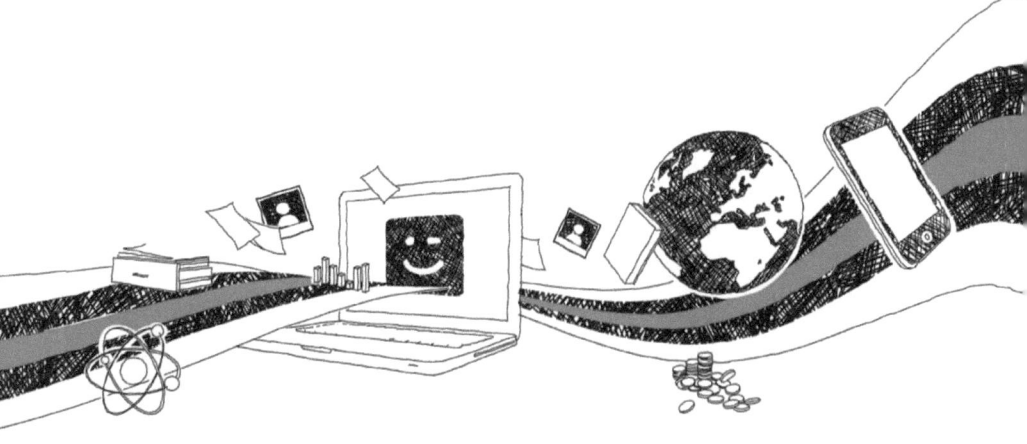
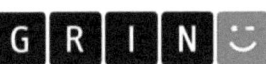